AF329349

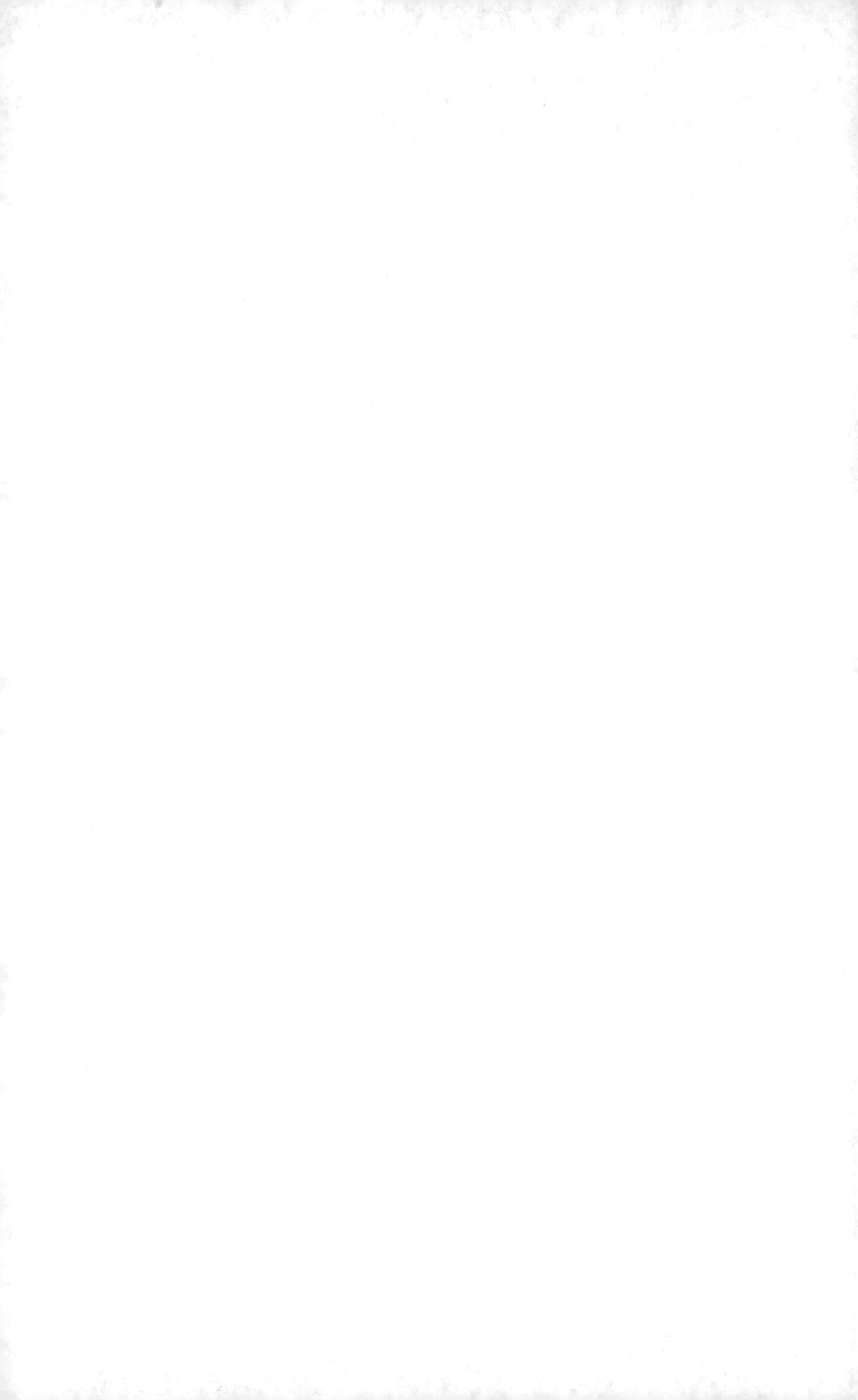

CLINIQUE OPHTALMOLOGIQUE

DU

Docteur TEILLAIS

DE NANTES

CETTE CLINIQUE FUT FONDÉE EN 1828

Par le Docteur GUÉPIN

Tous les malades de la Ville et les étrangers

qui justifient de leur indigence

y sont soignés, et, au besoin, opérés gratuitement

NANTES

IMPRIMERIE GUIST'HAU, DUGAS, Succr

5, Quai Cassard, 5

1903

CLINIQUE
OPHTALMOLOGIQUE

DU

Docteur TEILLAIS

DE NANTES

CETTE CLINIQUE FUT FONDÉE EN 1828

Par le Docteur GUÉPIN

**Tous les malades de la Ville et les étrangers
qui justifient de leur indigence
y sont soignés, et, au besoin, opérés gratuitement**

NANTES

IMPRIMERIE GUIST'HAU, DUGAS, Succr

5, Quai Cassard, 5

—

1902

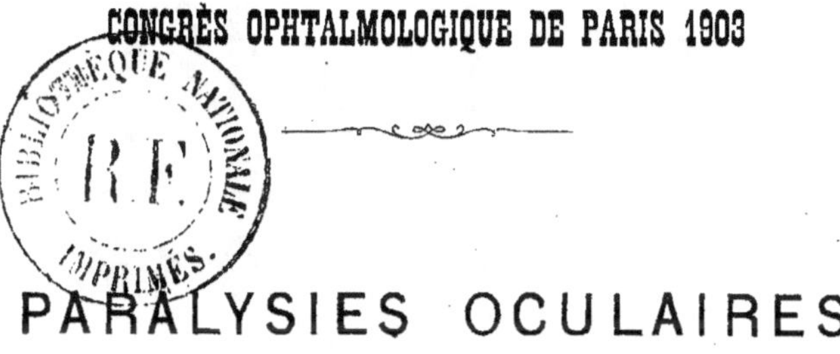

PARALYSIES OCULAIRES

et Hémiplégie Diphtéritiques

PAR

LE DR TEILLAIS, DE NANTES

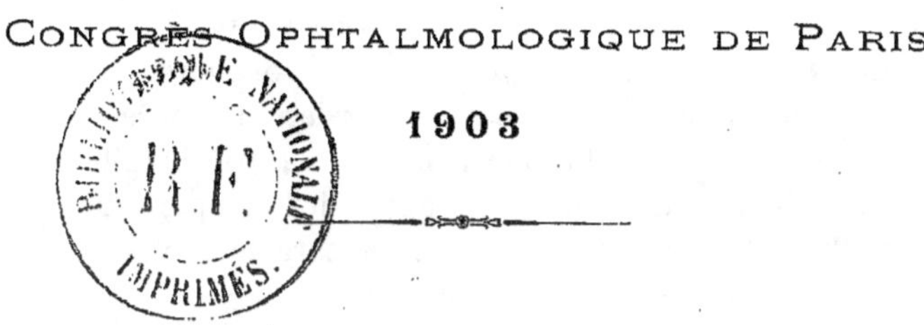

1903

Paralysies oculaires et hémiplégie diphtéritiques

Par le Dr TEILLAIS, de Nantes

On sait que de toutes les maladies infectieuses la diphtérie est celle qui engendre le plus de paralysies oculaires. Pour certains auteurs elles seraient même aussi fréquentes que les paralysies du voile du palais, cet apanage de l'intoxication diphtéritique.

Ainsi s'expliquent le grand nombre d'observations et l'importance des travaux auxquels elles ont donné lieu, mais c'est en même temps une raison pour redouter de vous entretenir, ne fut-ce qu'un instant, d'un sujet dont le principal défaut paraît être au premier abord, le manque de nouveauté et d'attrait.

Quoi qu'il en soit, la diphtérie si féconde en complications et en phénomènes de toutes sortes n'en reste pas moins une question toujours ouverte, il s'en faut que tout le monde s'entende sur le siège des lésions anatomiques qu'elle provoque, sur l'origine de ses manifestations variées et il est présumable que bien des études pourront se faire jour encore avant que la nature des paralysies diphtéritiques ne soit définitivement déterminée.

Pour approcher de ce but, pour tenter à mon tour d'éclaircir certains points obscurs, il m'a semblé que l'analyse de plusieurs faits cliniques venant s'associer aux recherches anatomiques ne pouvait être que d'un utile concours.

Je me suis donc proposé, en me gardant d'ajouter à la longue série des manifestations connues d'autres manifestations similaires qu'il est permis d'apprécier chaque jour, de n'attirer l'attention que sur des cas d'un caractère exceptionnel et par cela même d'un réel intérêt.

Ce seront trois cas d'ophtalmoplégie auxquels nous croyons devoir attribuer une origine nucléaire. Dans deux de ces cas une complication rare, l'hémiplégie a accompagné ou suivi la paralysie oculaire. La quatrième observation dénote l'influence que peut avoir la localisation de la fausse membrane sur l'éclosion de la paralysie.

Il doit être entendu d'abord que nous ne donnons pas au mot ophtalmoplégie le sens restreint qu'il avait autrefois alors qu'il ne désignait que les paralysies totales de la musculature externe.

Nous verrons du reste que l'appareil symptomatique que nous ont offert deux malades a vérifié une fois de plus la découverte de Parinaud à qui il appartient d'avoir démontré le premier que l'ophtalmologie interne pouvait tout aussi bien que l'ophtalmologie externe être d'origine centrale.

Mais dans l'intoxication diphtéritique cette origine a paru souvent contestable aux yeux de certains auteurs, aussi a-t-elle été l'objet de nombreuses discussions. L'opinion généralement admise au contraire c'est que les paralysies diphtéritiques sont dues à une névrite périphérique, que la paralysie des muscles extrinsèques de l'œil est presque une rareté surtout si on la compare à la fréquence des troubles de l'accommodation.

En effet, sur 150 cas de paralysies oculaires post-diphtéritiques cités par Moll, toutes portent sur le muscle ciliaire.

Sur 100 cas, Remak ne trouve qu'une seule fois la paralysie de l'oculo-moteur commun.

M. Aubertin, dans une étude récente basée sur 65 observations personnelles recueillies tant chez l'enfant que chez l'adulte, ne relève en fait de paralysies diphtéritiques que dix-neuf cas de paralysies de l'accommodation et si par hasard il arrive qu'un muscle soit atteint, le strabisme paralytique est de courte durée et ne coexiste jamais avec une paralysie de l'accommodation.

Les observations que nous vous soumettrons tout à l'heure prouvent qu'il peut en être autrement, elles sont un de ces nombreux exemples du rôle considérable que jouent les intoxications dans l'étiologie des ophtalmoplégies en déterminant des polio-encéphalites aiguës et démontrent une fois de plus qu'il est peu de maladies infectieuses où l'ophtalmoplégie ne soit intervenue à titre de complication.

En effet si elle prend une grande place, à notre avis, dans la diphtérie, elle apparaît aussi dans la rougeole, la varicelle, la scarlatine, l'influenza. L'urémie et le diabète qui sont des intoxications d'origine endogène sont susceptibles également de donner des ophtalmoplégies externes.

Et quel est le processus dans ces cas ? Les poisons introduits dans l'organisme ou les toxines des microbes agents de l'infection se localisant sur les cellules des noyaux moteurs de l'œil, y déterminent des lésions qui donnent les symptômes de la polio-encéphalite supérieure.

Il est remarquable que ces paralysies d'origine infectieuse sont le plus souvent bénignes et guérissent presque toujours et c'est à coup sûr cette bénignité qui plus d'une fois a dû faire mettre en doute leur origine nucléaire. Nous ne saurions nier du reste que dans maintes circonstances on ne soit autorisé à leur attribuer le caractère névritique, bien qu'il soit loin d'être tranché comme dans les paralysies alcooliques ou saturnines.

Nous ne contestons pas non plus que l'ophtalmoplégie ne reste le plus souvent localisée à la musculature interne, frappant le muscle ciliaire et parfois le sphincter irien. Mais d'autre part les lésions cellulaires ne sont pas niables ainsi que le témoignent plusieurs autopsies.

Les infections et intoxications peuvent encore produire l'ophtalmoplégie par un autre processus : elles détermineraient des troubles vasculaires, sous la forme d'artérite ou de capillarite qui engendreraient, suivant Raymond, des foyers d'hémorragie ou de ramollissement dans la région protubérentielle au-dessous de l'aqueduc.

Enfin on a signalé dans la diphtérie une infection directe du bulbe et la présence des microbes au milieu des cellules des noyaux.

Les autopsies sont rares, aussi l'observation de Mendel qui est typique mérite-t-elle d'être rappelée.

Un enfant de huit ans avait présenté un ptosis bilatéral et une ophtalmoplégie externe bilatérale incomplète, une paralysie du facial droit et des muscles de la nuque. On trouve à l'autopsie : extravasation sanguine dans le moteur oculaire commun droit, sur son trajet protubérentiel. Dans le noyau de la troisième paire les cellules sont agrandies, boursouflées, les autres noyaux étant intacts. Il existe une névrite interstitielle des nerfs de la base.

Remak, dans un autre cas avait constaté une forte hypérémie avec des hémorragies dans les noyaux d'origine des troisième et sixième paires.

Tel est l'exposé rapide des principes établis et des opinions qui ont été jusqu'ici autorisées au sujet des paralysies oculaires dans la diphtérie. J'ai tenu à les rappeler pour faire ressortir d'une façon plus éclatante les particularités par lesquelles se distinguent les observations qu'il m'a été donné de recueillir.

Il y a deux ans, je fus appelé à examiner deux enfants, le frère et la sœur Henri B... et Yvonne B:.., l'un âgé de 9 ans et l'autre de 6 ans pour des troubles oculaires qui s'étaient manifestés à la suite d'une angine diphtéritique. La marche de l'affection avait été la suivante : la petite fille avait été atteinte la première, vers la fin de mai, d'une angine, dont la nature avait été méconnue pendant une huitaine de jours. Le

5 juin on lui fit une injection de sérum de 20ᶜᶜ qui la débarrassa promptement de ses fausses membranes. A ce moment
le garçon fut pris à son tour, mais d'une façon plus intense
et son état exigea qu'on eut recours à deux injections. Tout ce
passa à souhait et la convalescence s'affirma au point qu'au
bout de quinze jours les enfants avaient repris leurs jeux.

Au commencement de juillet les désordres oculaires se
manifestèrent, pour la première fois, chez les deux enfants,
presque simultanément à deux jours d'intervalle au plus. Ils
prétendirent qu'ils y voyaient trouble, mais ils n'attirèrent
d'abord que faiblement l'attention des parents. Cependant ils
se heurtaient aux meubles et renversaient leurs verres à
table. Lorsque le 10 juillet le médecin traitant fut appelé près
du jeune garçon qui présenta presque subitement une difficulté
de la parole et du nasonnement, les jours suivants il avala de
travers et rejeta les aliments par le nez. Huit jours après, dit
la famille, dans la soirée, il fut pris d'une sorte d'attaque qui
ne lui fit pas perdre complètement connaissance mais qui le
mit dans un état d'hébétude pendant lequel la respiration
devint haletante. Le lendemain, lorsqu'il voulut se lever, il ne
put tenir debout et on s'aperçut que tout le côté droit était
paralysé. C'était à n'en pas douter une attaque d'hémiplégie
après ictus. Et la paralysie, d'après les renseignements que
m'a transmis le Dʳ Duliscouet, n'avait pas envahi seulement les
membres supérieur et inférieur, mais aussi les muscles extenseurs du cou et redresseur de la tête qui restait fléchie comme
au début du sommeil. Les paupières supérieures étaient
tombantes, surtout la droite. Le médecin constata quelques
contractures, un peu de froncement de sourcils, des grimaces,
une légère déviation de la face à gauche. Il y avait de l'irrégularité du cœur et la respiration supérieure rappelait un peu,
dit-il, le rythme de Cheyne Stokes.

Chez la petite fille, les manifestations furent moins importantes, quoique d'un haut intérêt. Elles se bornèrent d'abord
aux troubles de la vision, à la paralysie du voile du palais
qui fut de plus courte durée, et comme troubles de la motilité,
il se montra une faiblesse des jambes qui, tout en rendant la

marche pénible, n'en permettait pas moins les mouvements. C'était cette fois la paraplégie flasque si fréquemment observée pendant la convalescence de la diphtérie. ·

On m'amena les enfants à Nantes deux mois après le début de la diphtérie.

Chez le jeune garçon les mouvements s'étaient rétablis en partie, il tenait la tête droite, il faisait usage de son bras mais il marchait en traînant la jambe. Sa sœur avait recouvré toute sa vigueur et ne présentait plus depuis un certain temps aucune faiblesse des jambes. Il ne subsistait chez tous les deux que l'altération de la vision.

Je constatai que le garçon était atteint d'une ophtalmoplégie droite caractérisée par la paralysie complète de l'oculomoteur commun, la paupière était légèrement tombante, le globe dévié en dehors et en bas, la pupille dilatée et immobile dénotait ainsi la paralysie du sphincter de la pupille et du muscle ciliaire.

A gauche je ne trouvai qu'une parésie du droit supérieur, une paralysie de l'accommodation et une paresse de la pupille qui était lente à réagir, due sans doute à une parésie du sphincter de l'iris.

La petite fille présentait à son tour une parésie du droit supérieur gauche et une paralysie de l'accommodation des deux côtés, mais plus accentuée à gauche. Les sphincters étaient intacts. Au bout d'un mois elle était complètement guérie.

Malgré la gravité des phénomènes chez le garçon, l'état alla en s'améliorant progressivement, mais il fallut plus de huit mois avant que la guérison ne fut définitive.

Nous n'avons à tirer aucune conséquence du lien de parenté des deux petits malades, ni de leurs antécédents, ni de ceux de leurs parents, mais nous ne pouvons pas ne pas souligner cette circonstance singulière qui nous a permis de constater la simultanéité de l'intoxication et ses effets certains quoique de différent caractère chez chacun d'eux.

Les deux causes principales d'hémiplégie dans la diphtérie, nous le verrons plus tard, sont l'hémorragie et l'embolie cérébrale. Le tableau symptomatologique que nous a présenté le jeune garçon et d'un autre côté l'absence de lésion cardiaque ne nous fait pas hésiter à invoquer la première. Il n'en est pas de même chez la petite fille où nous nous bornerons à attribuer l'ophtalmoplégie à une origine centrale.

Le cas suivant nous semble encore devoir être rapporté à une hémorragie cérébrale.

En octobre 1898, un enfant de 7 ans, Charles C..., qui avait eu une angine diphtéritique un mois auparavant, me fut adressé par un de mes confrères, pour des troubles oculaires qui lui étaient survenus subitement alors qu'il semblait avoir recouvré l'intégrité de la santé. Il n'avait pas reçu d'injection de sérum. Je constatai qu'il était atteint de paralysie de l'accommodation des deux côtés. Quinze jours après, on le ramena à la clinique. Il présentait alors une ophtalmoplégie droite due à une paralysie complète du moteur oculaire commun et une ophtalmoplégie gauche avec paralysie du droit supérieur et du droit inférieur, les mouvements de latéralité étant conservés. Il y avait un léger ptosis des deux côtés. La paralysie de l'accommodation subsistait. A droite, la pupille était dilatée et immobile. A gauche, elle réagissait. Depuis quelques jours, la voix était devenue nasonnée et les liquides refluaient dans les fosses nasales.

L'état resta stationnaire pendant une dizaine de jours, lorsqu'un soir il perdit connaissance et fut frappé d'hémiplégie droite. L'état s'aggrava rapidement, il tomba dans le coma et la mort arriva le surlendemain.

La quatrième observation constitue un des exemples rares de l'influence de la localisation diphtéritique sur la genèse de la paralysie.

Il y a trois ans, j'avais soigné une petite fille de 7 ans d'une conjonctivite diphtéritique qui avait pu heureusement être limitée à l'œil droit. Elle avait reçu une injection de sérum et avait assez promptement guéri. Un mois après, la mère me la ramena parce qu'elle louchait de l'œil droit. Elle avait une paralysie du droit externe qui disparut au bout de trois semaines. Elle ne présentait aucun trouble de l'accommodation.

Il est certes admis que les paralysies oculaires et particulièrement celles de l'accommodation s'observent dans toutes les localisations du bacille de Lœffler ; aussi est-il assez curieux que sur 16 observations de diphtérie signalées par Despagnet, Morax, Abadie, Coppez, il ne soit pas mentionné de paralysie de l'accommodation.

Les relations, cependant, qui peuvent exister entre le siège de la fausse membrane et la localisation des phénomènes paralytiques postdiphtéritiques nous semblent pleines d'intérêt. Sans parler du siège de la paralysie du voile du palais, il en est de surprenantes comme la paralysie du bras succédant à une diphtérie cutanée du doigt et celle des muscles abdominaux provoquée par une diphtérie cutanée de l'ombilic.

Aubertin et Babonneix ont rapporté plusieurs cas de paralysies unilatérales du voile succédant à des angines unilatérales.

Telles sont les observations personnelles que nous avons cru dignes de votre attention à cause de leur rareté relative, de l'allure inaccoutumée des phénomènes qu'elles révèlent et parce qu'elles sont en désaccord avec certaines opinions émises antérieurement.

C'est ainsi que nous avons vu non seulement la paralysie de l'accommodation coexister avec la paralysie des muscles extrinsèques, mais encore qu'elle l'a précédée dans les trois cas dont nous avons retracé l'histoire. C'est ainsi que dans la paralysie de l'accommodation, nous avons constaté que la paralysie frappait en même temps le muscle ciliaire et le muscle irien, contrairement à l'observation ordinaire. A ce propos, M. Aubertin, dans la note très intéressante sur quelques particularités cliniques des paralysies diphtéritiques, qu'il a communiquée à la Société Médicale des Hôpitaux de Paris, fait remarquer que la contraction pupillaire à la lumière a toujours été trouvée normale ; quant à la contraction à distance, elle est généralement normale également, pourtant dans un quart des cas, il l'a trouvée affaiblie ou abolie. Ce phénomène se produit au moment où la paralysie de l'accommodation est en pleine intensité et la contraction reparaît à mesure que la paralysie s'améliore.

La contraction pupillaire à la lumière peut donc, dans certains cas et seulement à une certaine période de la paralysie, être complètement abolie, de sorte qu'on peut avoir, dans la paralysie diphtérique, un syndrome en quelque sorte inverse du signe d'Argyll Robertson : conservation du réflexe à la lumière avec abolition de la contraction pupillaire à distance.

Quant à la nature même de ces paralysies, les conclusions ne sauraient être encore très fermes : il semble, dit M. Aubertin, que d'un côté l'existence de paralysies partielles du voile du palais et la dissociation des phénomènes oculaires plaident en faveur d'une névrite périphérique ; mais que d'autre part l'allure clinique de la paraplégie ne s'oppose pas à l'idée d'une poliomyélite antérieure très diffuse et généralement très légère.

Cela est conforme à l'expérimentation. En effet, les récents travaux de MM. Philippe et Babonneix montrent que les altérations portent tantôt sur les nerfs et tantôt sur la moelle et que toujours ces altérations sont diffuses, légères et facilement réparables.

Quand il s'agit du traitement de ces paralysies par le serum, M. Aubertin pense qu'il peut prévenir les paralysies diphtériques, mais qu'il n'a aucune action sur les paralysies constituées.

Tel n'est pas l'avis de Comby qui a été à même de vérifier plusieurs fois son efficacité dans ces paralysies.

Mongour, de Bordeaux, vient d'essayer avec succès une méthode, employée déjà en Italie et par le Docteur Cairns, de Glascow, qui paraît avoir une grande importance dans les formes graves de la diphtérie, il s'agit d'injections intra-veineuses de sérum antidiphtéritique. Ce procédé se montrerait beaucoup plus efficace que l'emploi sous-cutané du même sérum. Ce mode de traitemeut serait particulièrement indiqué dans les formes graves de la diphtérie. L'injection intra-veineuse, qui est la voie la plus rapide pour la diffusion de l'antitoxine, paraît susceptible de faire produire à la séro-thérapie son maximum d'effet utile.

Il nous reste à considérer l'hémiplégie comme complication de la diphtérie. Ce serait évidemment sortir de notre domaine que de nous étendre sur l'origine de l'hémiplégie diphtéritique et de reprendre par le détail l'étude de ses formes cliniques qui avaient paru jusqu'ici assez dégagées des phénomènes oculaires, si les deux observations qui font l'objet principal de cette communication ne fournissaient au contraire la preuve des relations étroites qui les unissent. Cela est si vrai qu'on pourrait presque conclure du caractère de la paralysie oculaire à la nature de l'hémiplégie, dans les deux cas dont nous sommes occupés, car au même titre que la paralysie du voile du palais, elle en a été comme le signe avant-coureur.

L'hémiplégie, dont nous avons donné deux exemples est un accident très rare de la période post diphtéritique, aussi soit qu'elle ait été méconnue pendant longtemps ou confondue avec d'autres altérations de la motilité elle ne paraît avoir attiré l'attention des cliniciens que dans ces derniers temps. En tout cas la littérature sur ce sujet est assez restreinte, elle se borne à des observations peu nombreuses, souvent incomplètes, prises en grande majorité à l'étranger. Elle n'a donc donné lieu à aucune étude en France, bien que Morisseau et Roger fussent les premiers à signaler l'hémiplégie au cours de la diphtérie. On peut estimer à une cinquantaine le nombre de cas publiés jusqu'à ce jour.

Bouchut parle d'un cas d'hémiplégie droite survenue pendant la convalescence de la diphtérie, en 1869. Mendel, en 1885, présenta à la Société de Médecine de Berlin trois cas d'hémiplégie; Remak deux cas et Henoch en signala quatre cas dont deux suivis de mort.

En 1894, Ernest Appolant présenta à l'Université de Berlin, une thèse où il mentionne les 22 cas d'hémiplégie diphtéritique connus.

Enfin, en 1897, Levachoff, dans sa thèse sur l'hémiplégie diphtéritique d'origine cérébrale qui constitue un travail remarquable où nous avons puisé de nombreux et utiles renseignements, réunit 42 cas d'hémiplégie diphtéritique, en fait une étude approfondie et les soumet à une savante analyse. Quatre ou cinq observations ont été publiées depuis à ma connaissance.

Mon intention n'est pas d'envisager tous les genres de paralysies qui relèvent de la diphtérie.

Mais bien que la paraplégie ne fasse pas l'objet de cette étude, je ne saurais passer sous silence cette manifestation beaucoup plus commune que l'hémiplégie et dont notre jeune malade nous a fourni un exemple. Je me bornerai, du reste, à rappeler quelques considérations générales.

La paraplégie diphtéritique se caractérise par des troubles moteurs assez peu prononcés et quelquefois si légers que la maladie est méconnue des parents du petit malade qui mettent la faiblesse des membres inférieurs sur le compte de la convalescence. C'est une paralysie motrice flasque s'accompagnant de troubles sensitifs presque nuls et sans troubles des sphincters.

Comme la paralysie du voile du palais, la paraplégie est plutôt une parésie qui permet encore les mouvements ; comme cette dernière également, elle frappe tous les muscles sans prédominance notable sur un groupe particulier. Il résulte de cette généralisation qu'il n'y a pas de déformation notable, pas de pied-bot paralytique, comme dans certaines névrites qui frappent plus spécialement un groupe musculaire.

Les réflexes rotuliens et achilléens sont toujours abolis et ce symptôme est peut-être le plus constant de la paraplégie diphtéritique, comme le remarque Aubertin ; il est le premier à apparaître et persiste encore quelque temps après que les autres ont disparu.

Revenons à l'hémiplégie diphtéritique, le tableau symptomatologique qu'elle présente est identique à celui de l'hémiplégie infantile cérébrale : une hémiplégie gauche ou droite avec participation de la face, du bras, de la jambe. Les paralysies, de complètes et de flasques qu'elles sont au début, rétrocèdent, diminuent, affectent des groupes isolés de mus-

cles. Plus tard viennent des contractures, des atrophies partielles, des arrêts de développements ; quelquefois une amé-
lioration progressive, bien que très lente, amène une guérison
presque complète.

L'analogie de l'hémiplégie diphtéritique avec l'hémiplégie
infantile est telle que jusqu'à présent les cliniciens la considèrent non comme une complication possible de la diphtérie,
mais plutôt comme une affection intercurrente.

Cependant il est constant qu'elle survient toujours quelques
semaines après le début de la diphtérie, au plus tard après
un mois. Dans la grande majorité des cas la paralysie du
voile du palais et, comme nous l'avons démontré, les paralysies oculaires précèdent l'hémiplégie, ce qui prouve qu'il ne
s'agit pas d'une simple coïncidence mais qu'il doit exister un
rapport plus ou moins direct entre la diphtérie et l'hémiplégie.

Mendel trace la voie qui conduit au rapport entre l'hémiplégie et la diphtérie. Les opinions des auteurs, sur les lésions
susceptibles de donner lieu aux paralysies diphtéritiques,
peuvent d'après lui être divisées en trois groupes :

1° Les uns rapportent ces lésions à la névrite (Charcot, Vul-
pian), à la névrite ascendante, à la *névritis nodosa* (M. Maier).

2° Les autres considèrent ces lésions comme secondaires
aux affections des centres cérébraux et médullaires.

3° Enfin d'autres encore cherchent la cause première dans
le système vasculaire : embolies, thromboses, hémorragies.

On commet une grave erreur, si on admet l'une quelconque
de ces causes à l'exception des autres. Le virus diphtéritique
agissant sur le système nerveux et vasculaire en même temps,
se manifeste presque toujours par des lésions de l'un et de
l'autre système, tantôt plus prononcé du côté des nerfs, tantôt
du côté des vaisseaux.

Quant aux lésions qui déterminent l'hémiplégie diphtéritique, tous les auteurs s'accordent à dire que ce sont l'embolie
et la thrombose ou hémorragie cérébrales. Et presque tout
le monde est d'avis d'attribuer à la thrombose cardiaque
l'origine des embolies, c'est l'opinion de Berend, d'Henoch,
de Labadie Lagrave.

L'hémorragie cérébrale est aussi une cause non douteuse d'hémiplégie dans le cours de la diphtérie, ainsi qu'en témoignent les travaux de Oertel qui a observé des hémorragies capillaires dans la dure-mère cranienne et rachidienne, dans les gaînes des racines et des nerfs périphériques ; de Roger et de Damaschino qui ont trouvé des hémorragies capillaires dans les centres gris du cerveau.

Déjerine signale parmi les lésions diphtéritiques des lésions des vaisseaux et des hémorragies interstitielles, Bühl des hémorragies capillaires dans le cerveau.

Maier explique les paralysies diphtéritiques par une compression des fibres nerveuses et des cellules ganglionnaires par le sang qui s'est épanché entre elles.

Tous ces documents ne prouvent-ils pas jusqu'à quel point les toxines diphtéritiques affectent le système vasculaire et n'expliquent-ils pas comment l'hémorragie peut engendrer l'hémiplégie au cours de l'hémorragie cérébrale ?

Quant à nous, nous n'hésitons pas à considérer les deux cas qui nous sont personnels comme deux exemples d'hémiplégie d'origine centrale et, pourvu qu'on se reporte à leur évolution, il convient de les attribuer bien plutôt à l'hémorragie qu'à l'embolie, le cœur n'ayant présenté aucune altération.

A côté de cette forme cérébrale qui reconnaît comme causes l'embolie et l'hémorragie du cerveau, il existerait une autre forme d'hémiplégie décrite par Henoch, très rare, sorte de variété clinique des paralysies diphtéritiques d'origine périphérique et qui consisterait dans une prédominance de phénomènes paralytiques d'un seul côté en même temps que l'autre côté est toujours affaibli dans une certaine mesure.

Quoiqu'il en soit cette hémiplégie survient toujours dans la période de convalescence de la diphtérie et elle a pour caractère distinctif d'être toujours précédée par d'autres manifestations paralytiques, telles que la paralysie du voile du palais et quelquefois par des paralysies oculaires, comme nous venons de l'observer.

Elle est donc une véritable complication de la diphtérie et je ne crois pas qu'on puisse émettre un doute à cet égard.

NANTES. — IMP. R. GUIST'HAU, A. DUGAS, SUCC^r, QUAI CASSARD, 5

www.ingramcontent.com/pod-product-compliance
Lightning Source LLC
LaVergne TN
LVHW020515060726
842525LV00005B/1973